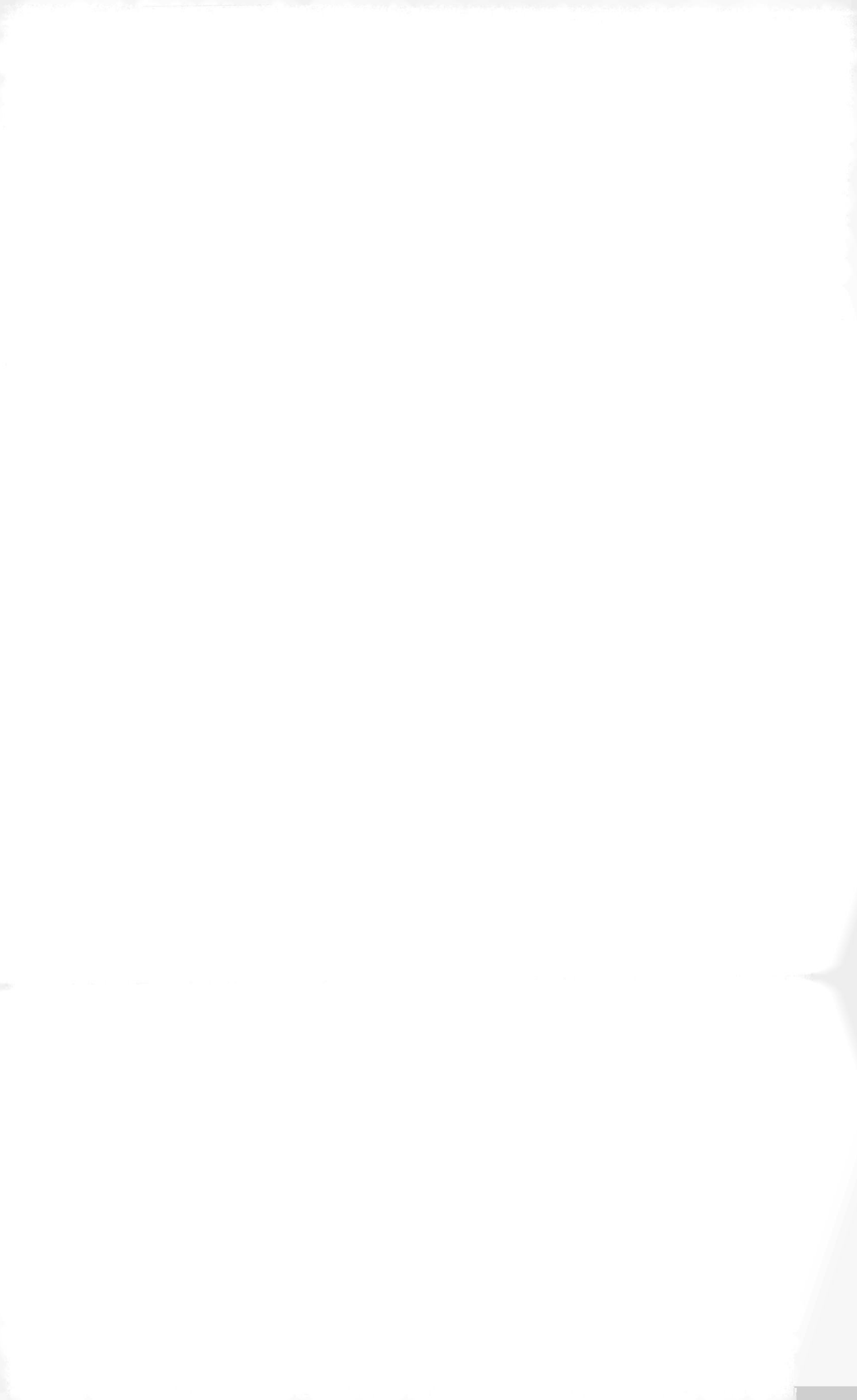

Dr Eugène TARDIEU
Interne des Hôpitaux d'Oran

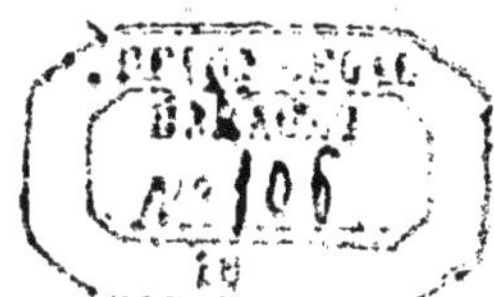

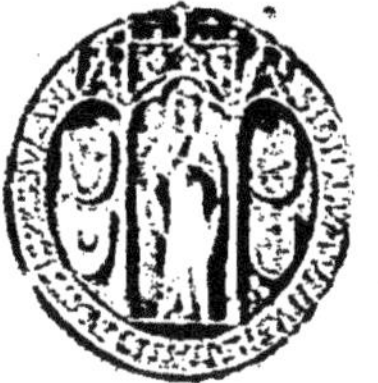

Étude sur le Massage du Cœur Expérimental et Clinique

(Une Observation inédite)

MONTPELLIER
G. FIRMIN, MONTANE ET SICARDI

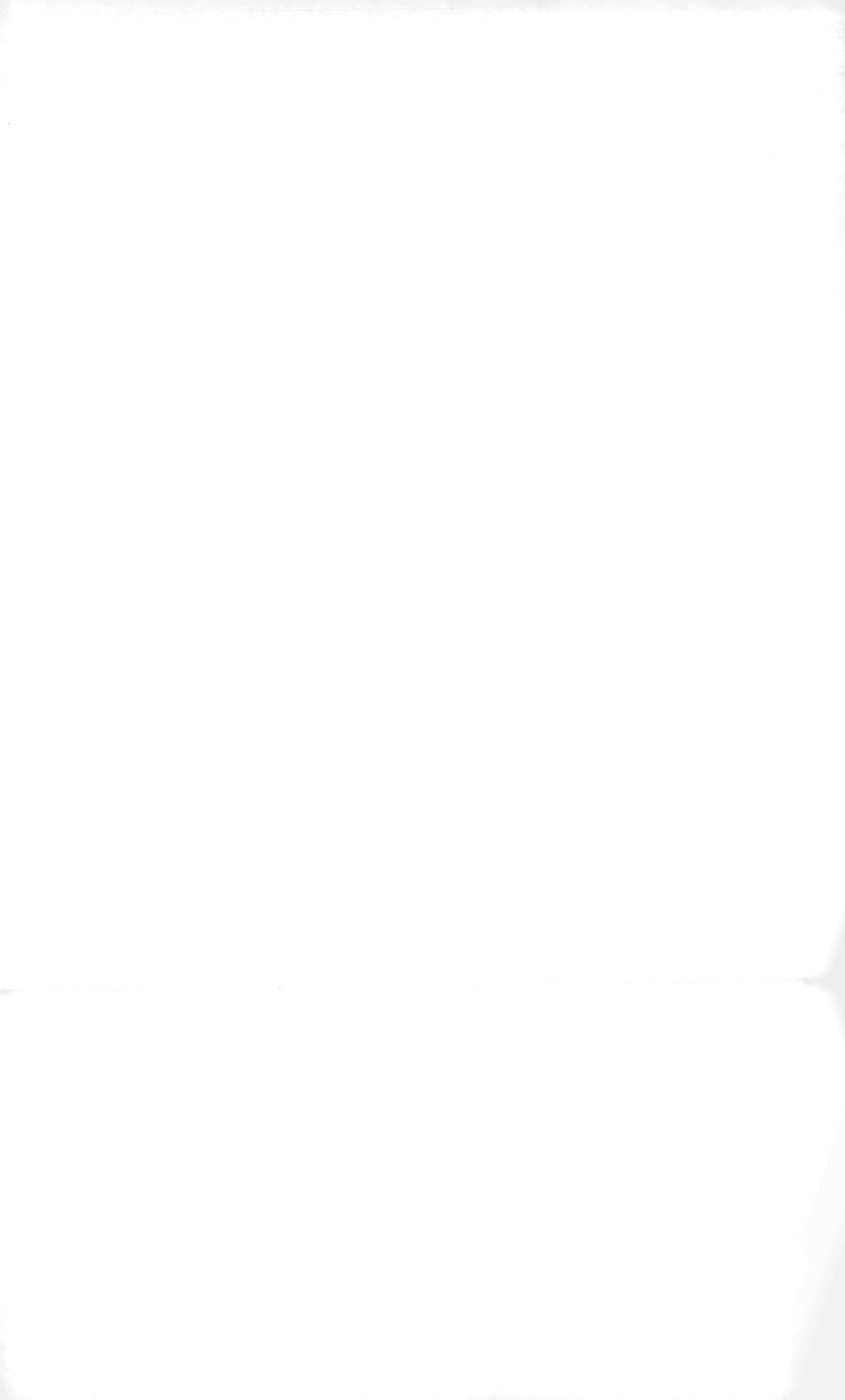

ÉTUDE

SUR

LE MASSAGE DU CŒUR

EXPÉRIMENTAL ET CLINIQUE

(UNE OBSERVATION INÉDITE)

PAR

Eugène TARDIEU

DOCTEUR EN MÉDECINE

Ex-interne des Hôpitaux d'Oran

MONTPELLIER

IMPRIMERIE GUST. FIRMIN, MONTANE ET SICARDI

Rue Ferdinand-Fabre et Quai du Verdanson

1905

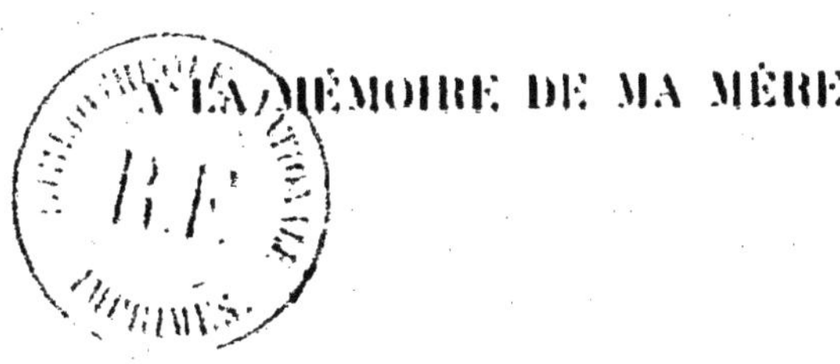

A LA MÉMOIRE DE MA MÈRE

A MON PÈRE

MEIS ET AMICIS

E. TARDIEU.

A MON PRÉSIDENT DE THÈSE

MONSIEUR LE DOCTEUR FORGUE

PROFESSEUR DE CLINIQUE CHIRURGICALE A LA FACULTÉ DE MÉDECINE
DE MONTPELLIER
CORRESPONDANT DE L'ACADÉMIE DE MÉDECINE

E. TARDIEU.

INTRODUCTION

Pendant notre stage dans le service de M. le professeur Tédenat, il nous a été donné d'assister à une intervention fort intéressante de massage du cœur. Un blessé qui avait reçu un coup de couteau dans la région du cœur, fut opéré d'urgence, pour hémo-thorax, par M. le professeur agrégé Jeanbrau qui, sous le chloroforme, tailla un volet de Fontan à charnière externe ; au cours de l'opération, le blessé, dont l'état général était des plus graves, succomba à une syncope chloroformique ; par le volet déjà taillé, M. Jeanbrau pratiqua alors des compressions rythmiques du cœur qui, aidées par la respiration artificielle et les injections de sérum, provoquèrent bientôt les mouvements respiratoires et circulatoires ; le blessé eut une survie de 16 heures et tout permet de supposer qu'il eût été définitivement sauvé, si la gravité de sa blessure et surtout l'hémorragie abondante déjà subie ne s'y étaient opposées. Devant la rareté du fait, M. Jeanbrau nous engagea à nous documenter sur les nombreuses expériences de laboratoire se rapportant à cette question, de même que sur les essais cliniques et à en faire le sujet de notre thèse inaugurale. Il voulut bien en même temps nous permettre de publier son observation encore inédite.

Les cas de massage du cœur chez l'homme sont encore rares et relativement récents ; le premier essai publié est celui de Tuffier en 1898; sur les 22 observations que nous connaissons, une seule rapporte un cas couronné de succès.

C'est surtout dans les laboratoires que la question a été longuement étudiée et nous espérons que de ce côté-là viendra la lumière pour rendre plus facile une intervention appelée à donner les résultats les plus heureux.

Ce travail est loin de prétendre à l'innovation ; tout ce qui y est dit — sauf l'observation inédite de M. Jeanbrau — est le résultat de nos compilations et des conclusions que nous en avons tirées ; pour toute la partie expérimentale, nous avons largement mis à profit les excellents travaux de M. d'Halluin qui s'est fait, dans cette passionnante question, une compétence que chacun reconnaît. Nous avons également puisé aux remarquables travaux de Batelli, Bourcart, Laborde, Cyon, etc., etc.

Nous diviserons cette thèse en cinq parties :

1° Historique ;
2° Recherches expérimentales ;
3° Applications cliniques ;
4° Observation inédite ;
5° Conclusion.

Il nous reste maintenant un devoir bien agréable à remplir : celui de présenter l'hommage public de notre reconnaissance aux maîtres que nous allons quitter

Nos remerciements vont tout d'abord à M. le professeur Forgue pour le très grand honneur qu'il nous a fait en daignant accepter la présidence de cette thèse.

M. le professeur agrégé Jeanbrau qui a été l'inspirateur de cette étude, a bien voulu, en même temps, nous donner tous les renseignements qui nous manquaient, avec sa bienveillance habituelle, à laquelle tous les étudiants qui l'ont connu, rendent un hommage unanime. Qu'il veuille bien trouver ici l'expression de notre respectueuse gratitude.

Nos remerciements vont enfin à tous nos maîtres de la Faculté de médecine de Montpellier et à MM. les docteurs Lacoste et Bellot de l'hôpital de Relizane (Oran), qui, durant notre internat, furent pour nous des camarades autant que des maîtres.

Nous ne saurions oublier M. le docteur Maurice d'Halluin qui a bien voulu, avec une amabilité que nous n'aurions osé espérer, nous documenter directement sur le massage du cœur.

. . . .

Enfin, à ses amis, en compagnie desquels il vécut les insouciantes années de sa vie universitaire, l'étudiant d'aujourd'hui, docteur demain, adresse l'expression de ses regrets émus et l'assurance de son souvenir ineffaçable.

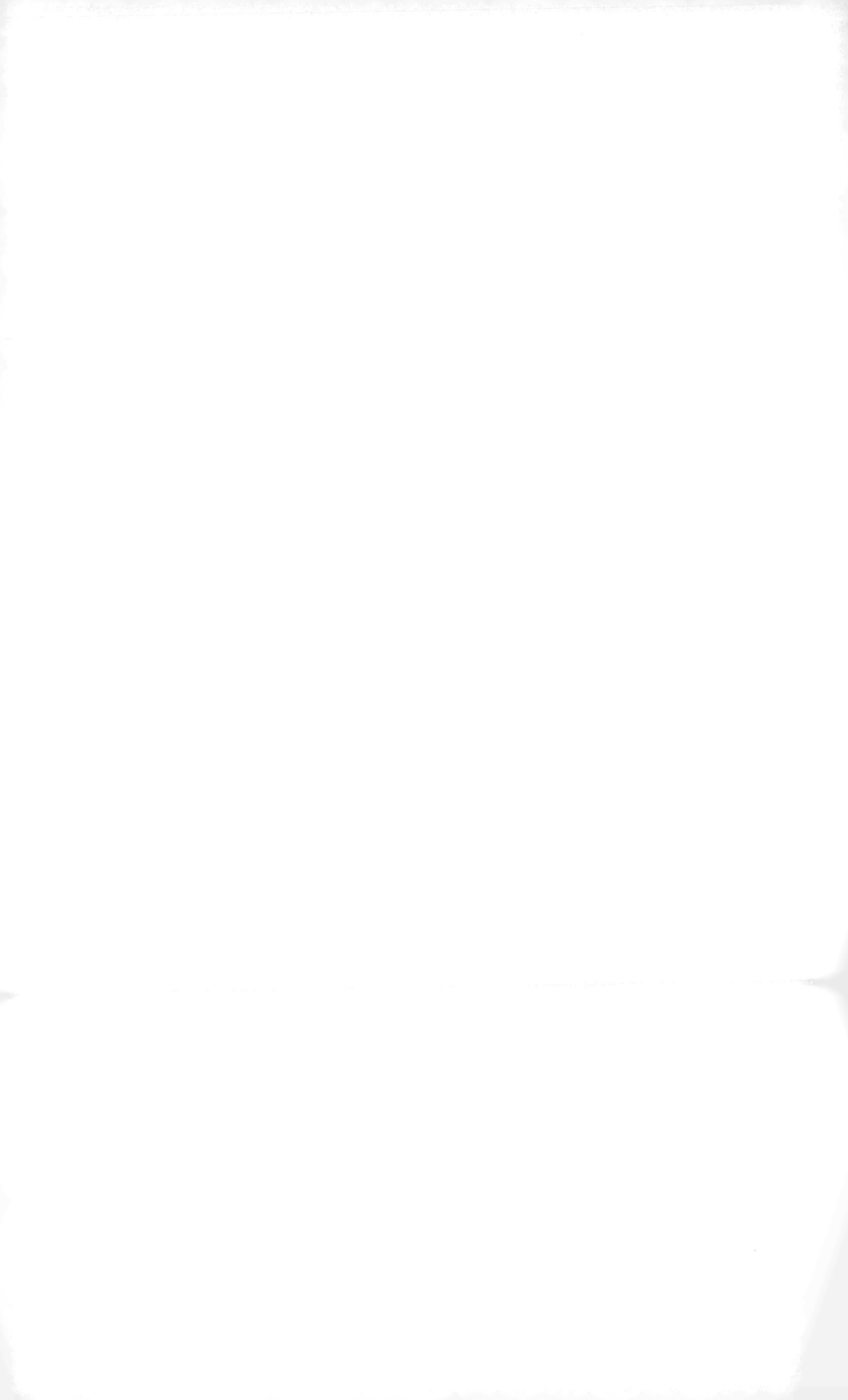

ÉTUDE

SUR

LE MASSAGE DU CŒUR

EXPÉRIMENTAL ET CLINIQUE

(UNE OBSERVATION INÉDITE)

CHAPITRE PREMIER

HISTORIQUE

Avant l'époque où les physiologistes commencèrent à employer le massage du cœur, au cours de leurs expériences de laboratoire, de nombreux essais avaient démontré l'autonomie fonctionnelle du muscle cardiaque et la possibilité de sa vie isolée.

Ce phénomène de la reviviscence du cœur semble avoir été entrevu depuis longtemps. Dans la deuxième partie du XVIIe siècle, Jean-Jacques Wepfer, de Schaffhouse, auteur d'excellentes observations sur les effets de la ciguë et de divers poisons, se livra à de nombreuses expériences, et réussit à remettre en jeu, quelques instants après la mort, le cœur vide de sang, grâce à l'action de certaines substances. Malheureusement, Sprengel, auquel nous empruntons ces détails (*His-*

toire de la médecine, t. IV, p. 135), ne donne a ce sujet aucun renseignement précis.

Il faut arriver à l'époque contemporaine pour trouver des expériences et des observations bien relatées.

Le fait de la revivisecence du cœur a pour points fondamentaux la prolongation de ses battements et la conservation de son irritabilité, phénomènes qui démontrent la grande vitalité du myocarde. La prolongation des battements est directement constatable. Quant à la conservation de l'irritabilité, démontrée par de nombreuses expériences, elle est la cause qui explique la possibilité de ranimer l'organe, même après son arrêt complet. Il suffira pour cela de trouver l'excitant qui réveillera cette activité en sommeil.

Arnaud, en 1891, retira complètement le cœur de la poitrine d'un animal et vit reprendre les battements, à la suite d'une injection dans les coronaires de sang défibriné et oxygéné. L'année suivante, Hédon et Gilis raniment les battements d'un cœur de supplicié trois quarts d'heure après la mort : ils injectent 120 c. c. de sang défibriné et entretiennent ainsi l'activité du cœur pendant 23 minutes. L'expérience recommencée sur des chiens donna des succès encore plus complets.

Arnaud, Hédon et Gilis, sont donc les premiers auteurs qui aient démontré d'une façon indiscutable la possibilité de ranimer un cœur de mammifère extrait de la poitrine, et arrêté depuis un temps plus ou moins long.

Le premier mémoire paru sur le massage du cœur, quand, au cours d'une vivisection, le pouls vient à s'arrêter, est dû à Schiff, de Bonn (1874), qui donne au procédé le nom de circulation artificielle. Puis, suivent les travaux de Hock, de Mickwiez, de Sorgenfrey, de Dorpat, de Bœhm. Plus récemment, Prus (1900-1901), entreprit une série de recherches, au cours desquelles il attendit parfois 60 minutes après l'abolition de toute contraction cardiaque pour commencer les manœuvres de massage. Sur 100 expériences, il obtient 47 fois des contractions régulières du cœur, et 8 fois des contractions passagères. Citons encore les travaux de Batelli, la thèse d'Haroutune-Arabian et le travail de Bourcart.

Enfin, dans ces deux dernières années une série de remarquables expériences faites par d'Halluin, relatées dans de nombreux articles et communications, est venue éclairer cette question si intéressante de données toutes nouvelles et d'observations fécondes en résultats.

Bientôt ces tentatives sortirent du domaine des laboratoires. Et si le cas de Niehaus, rapporté par Zezas (1889), inaugure d'une façon infructueuse du reste, les tentatives faites sur l'homme, Tuffier est en réalité le premier qui ait attiré l'attention des chirurgiens sur ce procédé, par une communication faite le 2 novembre 1898 à la Société de chirurgie. Il s'agit d'un jeune homme de 24 ans, opéré d'une appendicite, à la Pitié, et qui cinq jours après l'opération, au moment où il commençait à s'alimenter, meurt subitement au cours de la visite. Après une hésitation de bien courte durée, et devant l'échec de la respiration artificielle, Tuffier incise dans le troisième espace intercostal gauche, et décollant le péricarde avec l'index, exerce des compressions rythmées sur la région ventriculaire. Au bout de deux minutes, le cœur ondule régulièrement, puis se contracte franchement ; le pouls et la respiration reviennent comme après une syncope, mais ne tardent pas à tomber : on pratique de nouvelles contractions rythmées qui ne rétablissent la circulation que pour quelques instants seulement : l'autopsie montre l'existence d'un caillot dans l'artère pulmonaire, avec atélectasie du poumon gauche.

Au cours de la séance de la Société de chirurgie, pendant laquelle Tuffier donna lecture de cette communication, Bazy fit remarquer qu'il avait vu employer ce procédé, sans résultats d'ailleurs, en 1892.

En 1900, Prus, chez un pendu, longtemps après la mort, il est vrai, ne détermine que la production de systole des oreillettes, ayant « le caractère de l'onde » et se propageant « jusqu'à l'extrémité des ventricules ».

En 1901, Maag, chez un jeune homme de 27 ans, obtient une résurrection, malheureusement passagère. Le cœur s'étant arrêté au cours d'une chloroformisation, on tenta les moyens habituels, et quinze minutes après seulement, le chirurgien fit un massage direct par la voie thoracique. Au bout de 30 minutes, le cœur et les poumons se mirent à fonctionner et se maintinrent ainsi pendant une demi-heure, au bout de laquelle on dut recourir à l'insufflation pulmonaire ; le cœur continua à battre durant 8 heures encore, puis s'arrêta brusquement, sans que la respiration spontanée soit revenue. A l'autopsie, on nota, outre la blessure de la plèvre, un refoulement considérable du diaphragme, déterminé par la distension de l'estomac et de l'intestin. Une canule mal adaptée à la trachée aurait été la cause de cette pénétration d'air dans le tube digestif.

Mauclaire rapporte deux insuccès, l'un en 1899, l'autre en 1902. Michaux présente un cas également infructueux. Au Congrès de chirurgie de 1902, Gallet, en présence de deux insuccès de sa pratique personnelle, et de deux cas de son collègue Depage, conclut à l'inutilité du massage du cœur.

Les cas de Poirier (1902), de Fick (1903), de René Le Fort (1904), augmentent la liste des insuccès qui atteignent ainsi le nombre de 15.

Le cas de Starling, que nous trouvons rapporté, malheureusement sans beaucoup de détails, dans le *Balneogische Centralzeitung* (1903, n° 39, p. 173-174), est le premier qui ait été couronné d'un plein succès. Ce chirurgien opérait d'ap pendicite un homme de 65 ans. Il remarqua que le pouls et la respiration diminuaient d'une façon menaçante, puis l'arrêt complet survint. La respiration artificielle, les tractions rythmées ne produisirent aucun résultat. *Le chirurgien introduisit alors la main par une incision faite au niveau du creux épisgastrique, et massa le cœur, malgré le diaphragme interposé. Il sentit bientôt le myocarde se contracter, bien que le pouls soit imperceptible à la radiale. On continua la respiration artificielle et les autres moyens d'usage et 12 minutes plus tard, la respiration spontanée apparut, et le pouls devint appréciable. L'opération fut terminée sans l'emploi d'anesthésique, et* LE MALADE GUÉRIT SANS AUTRES SUITES QU'UN PEU DE TENSION VERS LA RÉGION DIAPHRAGMATIQUE.

Ce succès, venant après tant d'insuccès qui auraient pu nous rendre sceptique, nous démontre que dans certains cas le massage du cœur peut donner de forts heureux résultats.

L'observation inédite de M. le professeur agrégé Jeanbrau, sur laquelle nous reviendrons, vient elle aussi démontrer que si des résultats favorables ne sont pas plus souvent enregistrés, cela tient surtout aux cas entre tous désespérés qui justifient cette intervention.

CHAPITRE II

RECHERCHES EXPERIMENTALES

Avant le jour où, pour la première fois, un chirurgien osa faire le massage du cœur, des expériences de laboratoire en avaient déjà démontré la possibilité, et jusqu'à un certain point fixé la technique. De nombreux auteurs, parmi lesquels Cyon, Prus, Gilis, Hédon, Batelli, Bourcart, se sont livrés à l'étude de cette si intéressante question. Toutefois, les travaux les plus documentés et les recherches les plus précises sont dues à d'Halluin, et c'est à ses observations de laboratoire que nous avons emprunté le plus grand nombre des documents de ce chapitre.

Nous allons successivement étudier le mode d'action du massage du cœur, les procédés de massage et les causes d'insuccès.

§ Ier. — Comment agit le massage du cœur ?

Le massage peut agir en FAVORISANT LA DÉPLÉTION d'un cœur arrêté, peut-être par simple distension de ses cavités. On sait que le myocarde distendu détermine normalement, par voie réflexe, en même temps qu'un ralentissement de son rythme, une vaso-dilatation générale, grâce à laquelle il se vide plus facilement. Mais, sous l'influence de certaines causes, telles que l'insensibilité de l'endocarde, ou peut-être, dans certains cas d'anesthésie, par suppression du pouvoir réflexe, ce phénomène peut très bien ne pas se produire. Si d'après Wertheimer et Lepage, des doses considérables d'anesthésique sont nécessaires pour provoquer l'abolition de ce réflexe, sa diminution est un fait à peu près constant dans toutes les anesthésies.

La distension du cœur provoque son arrêt. Ce phénomène, que l'on pourrait *a priori*, déduire des données de la physiologie générale, trouve sa démonstration dans l'expérimentation. Deux chiens sont asphyxiés, et dix minutes après l'arrêt du cœur, on leur injecte du sérum de Locke par la carotide. Le cœur ne tarde pas à rebattre d'une façon très faible, mais ces battements cessent bientôt à cause de la distension du cœur et n'apparaissent de nouveau que grâce à une incision de la jugulaire chez le premier chien et de l'oreillette droite chez le second, permettant l'issue d'une certaine quantité de sang.

Du reste, la dilatation aiguë du cœur et son arrêt consécutif est le seul moyen d'expliquer les heureux résultats de la ponction du ventricule droit dans les cas de syncope chloroformique. Au dernier Congrès de chirurgie, Vidal déclarait avoir obtenu 15 résultats positifs sur 20 essais expérimentaux, mais il insistait sur la nécessité de faire une soustraction de sang rapide et copieuse.

Toutefois, l'unique mérite du massage du cœur ne réside pas dans son action adjuvante de la déplétion, car dans ce cas on devrait lui préférer le procédé plus simple et plus anodin de la ponction : son mécanisme est plus complexe.

L'action mécanique du massage sur le cœur est jusqu'à un certain point analogue à celle que subirait un muscle ordinaire. Le cœur répond par une contraction au scalpel qui le pique légèrement ou à la main qui le comprime, ainsi qu'il [illegible] bien facile de le vérifier : il faut toutefois se défier des contractions fibrillaires, car si l'excitant les provoque, on ne peut plus réveiller de systoles régulières. Si l'on soumet un muscle à l'action d'un courant continu, il se contracte soit au moment de la fermeture du courant, soit au moment de son ouverture. Mais le cœur répond par une série de systoles à une excitation continue, et ses contractions persistent encore quelque temps après la suppression de l'excitation. C'est Marey qui a donné l'explication de ce phénomène en montrant que le cœur, dans sa révolution, passe par deux phases pendant lesquelles son excitabilité varie ; pendant sa phase systolique, le myocarde est inexcitable, et toute excitation qui est portée sur lui durant cette période reste *inefficace* ; pendant la phase diastolique au contraire, il devient excitable, et les excitations qui lui parviennent alors sont *efficaces* et peuvent provoquer sa contraction. Telle est la loi de *la variation périodique de l'excitabilité cardiaque* formulée par Marey.

Voici, comme preuve de l'excitation mécanique du cœur par le massage, une observation démonstrative.

Observation Première

(N° 120 de la thèse d'Halluin, Lille, 1904)

Le cœur d'un chien (mort probablement d'asphyxie lente à suite de l'application d'un corset plâtré trop serré) avait été disposé pour la circulation artificielle du sérum de Locke.

Au début, le cœur battait normalement, et quand, désireux d'enregistrer ses contractions, nous avons appliqué sur lui un tambour à levier, il s'arrêta ; quelques compressions manuelles lui firent reprendre son rythme. Nous avons alors disposé de nouveau le tambour ; aussitôt, second arrêt. Le massage provoque encore la reprise

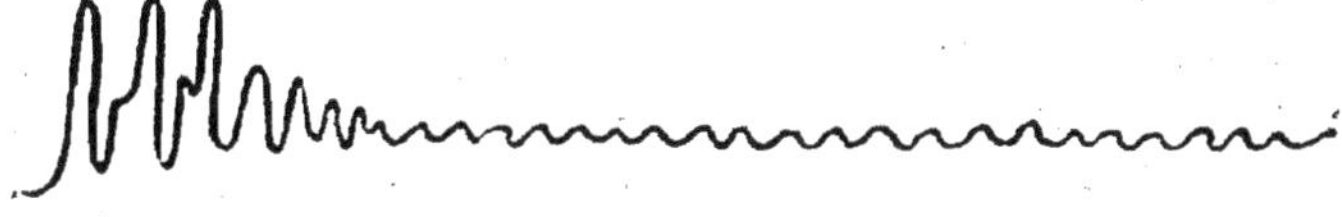

19',55''.
Trois compressions du cœur.

18', 45''.

16'.
Trois compressions du cœur.

15'.

Le cœur étant isolé, bat d'une façon très irrégulière ainsi qu'en témoignent les deux graphiques pris l'un à 15', l'autre à 18' 45''. Mais, comprime-t-on le cœur, celui-ci répond par une systole à chaque compression ; l'excitation terminée, il continue à se contracter d'une façon régulière. Malheureusement cette amélioration n'est que transitoire. (Chaque ligne de graphique représente un intervalle de 30''. Les battements du cœur sont enregistrés au moyen du manomètre relié à un tambour de Marey).

des contractions ; mais, au bout d'une minute, le rythme se ralentit et devient irrégulier. Parfois on enregistre une, deux contractions par minute, parfois le cœur reste au repos une minute ou plus, parfois on note, durant l'intervalle d'une minute, une série de systoles de belle intensité, et ceci malgré l'application du tambour. Vient-on à l'enlever, le rythme s'améliore légèrement ; nous enregistrons alors les battements en reliant le manomètre de notre appareil avec un tambour de Marey, et nous pouvons de la sorte inscrire l'influence heureuse du massage du cœur que nous avions notée au cours de cette expérience. Les graphiques ci-joints montrent mieux que toute description le cœur très ralenti recouvrant son énergie, d'une façon transitoire au moins, sous l'influence du massage.

Enfin, le massage du cœur agit en provoquant une CIRCULATION ARTIFICIELLE. Cette opinion, contestée à la Société de chirurgie, lors de la communication de Gallet, paraît cependant solidement établie par les expériences de d'Halluin ; le kymographe appliqué à la fémorale enregistre une augmentation de pression de 7 à 8 cm. de mercure ; cette pression retombe à 0 dès qu'on cesse le massage, pour se relever chaque fois qu'on comprime le cœur.

Une autre preuve de la circulation provoquée par le massage, c'est la coloration de la face qui apparaît pendant qu'on le pratique ; de plus, sur un chien dont le cœur était en état de contractions fibrillaires, on a pu par le massage provoquer de la respiration spontanée et de la contraction pupillaire, ce qui prouve que l'ondée sanguine avait atteint le bulbe.

Voici une observation qui en est la preuve expérimentale :

Observation II

(Thèse d'Halluin, p. 136)

Chien chloralisé jusqu'à l'anéantissement des fonctions bulbaires, vers midi. On l'entretient en vie par l'insufflation pulmonaire jusqu'à 3 heures 36. La température rectale marque 27°3, et comme le bulbe est redevenu excitable, on provoque l'asphyxie en liant la trachée. Le cœur s'arrête après 16 minutes. Le massage, exécuté 3 minutes plus tard, le fait trémuler; il est 3 heures 59 A ce moment, les pupilles sont dilatées.

4 heures 15. — Arrêt du massage et de la respiration artificielle; les oreillettes battent avec énergie, les trémulations fibrillaires agitent les ventricules. Les pupilles, qui étaient devenues punctiformes, se dilatent, l'animal fait des efforts pour respirer. Le massage est repris en même temps que la respiration artificielle. De temps en temps, on arrête le soufflet et l'on cesse le massage; chaque fois l'on constate les mêmes phénomènes avec la même netteté. On prolonge l'observation durant une heure: on s'arrête alors, considérant le résultat comme suffisamment démonstratif.

La circulation artificiellement provoquée agit *sur les centres nerveux* et *directement sur le myocarde.*

Dans certains cas, l'injection de sang défibriné dans la substance cérébrale de l'animal a pu à elle seule faire reprendre les battements du cœur arrêté. (Cyon, Société de biologie, 1900). L'*irrigation* par une carotide a produit les mêmes effets.

Quant à l'action sur place, sur le myocarde même, de l'ondée sanguine, elle est incontestable. Nous avons mentionné d'autre part l'expérience de Gilis et Hédon sur un cœur de supplicié ; la seule injection par l'aorte de sang défibriné venant ainsi remplir les coronaires, fit entrer en contraction pendant 23 minutes un cœur qui, depuis trois quarts d'heure, ne battait plus.

La pression infra-artérielle joue ici un grand rôle ; en effet, plus grande sera la pression, au niveau de la naissance des coronaires, et mieux le myocarde sera irrigué. Un obstacle dans l'arbre vasculaire augmentant la pression de toute la partie située en amont de lui, la compression de l'aorte abdominale, facile à réaliser, ne pourra que favoriser ce phénomène. Hédon et Arrous ont justement insisté sur ce point et ont appuyé leurs communications d'expériences concluantes.

La vaso-constriction, en augmentant la tension sanguine, devrait, théoriquement, produire les mêmes effets. On s'est adressé dans ce but aux injections de solutions de chlorhydrate d'adrénaline, et les résultats obtenus dans des expériences encore trop peu nombreuses viennent à l'appui de cette hypothèse.

Procédés de massage du cœur

Quatre procédés ont surtout été préconisés :

a) Le massage à travers la paroi thoracique interposée ou compressions rythmiques du thorax ;

b) Massage direct après ouverture du thorax ;

c) Par la voie abdominale et trans-diaphragmatique.

d) Par la voie abdominale en respectant le diaphragme, ou procédé sous-diaphragmatique.

A. *Compressions rythmiques du thorax.* — Les bons résultats de la méthode de respiration artificielle consistant en compressions rythmiques du thorax, sont dus en grande partie au léger massage du cœur ainsi réalisé. La compression du thorax détermine une faible élévation de la pression artérielle. Ce massage, suffisant peut-être pour ranimer un cœur qui bat encore, au moins faiblement, nous parait d'une efficacité douteuse quand les battements sont arrêtés depuis plusieurs minutes. Le thorax généralement aplati des animaux de laboraroire permet un massage qui chez l'homme n'aurait aucun effet. Chez lui, en effet, le grand diamètre thoracique est transversal, et le léger massage réalisé par ce procédé serait en grande partie annihilé par l'élasticité des poumons. L'opinion des auteurs qui l'ont le plus étudié, Mickwicz, Dorpat, Sorgenfrey, d'Halluin, est que les cas les plus bénins sont seuls capables d'en bénéficier.

B. *Ouverture du thorax et massage direct.* — On devra, dans ce cas, tailler un volet thoracique à charnière externe, ainsi que le décrivent Terrier et Raymond dans leur rapport au Congrès de chirurgie de 1902. En incisant les côtes le long du sternum et en décollant avec précaution la séreuse, on arrive directement sur le cœur, sans ouvrir la cavité pleurale. Le péricarde étant découvert, on l'incise, puis on comprime d'une façon rythmique le cœur saisi à pleine main.

On comprend que le chirurgien puisse hésiter à ouvrir ainsi largement le thorax. Ce nouveau traumatisme opératoire n'est pourtant pas en lui-même une cause d'insuccès, ainsi qu'en font foi les statistiques de Terrier et Raymond. Sur 51 blessures du cœur, ces deux auteurs signalent 19 guérisons et 20 survies, variant de 1 à 24 jours. Le décès dans les autres cas se produisit au cours de l'opération ou dans les 24 heures qui suivirent. Malheureusement, il semble bien difficile, lorsqu'un côté du thorax est ouvert, de pratiquer une respiration artificielle capable de réaliser une hématose suffisante, et c'est ici le cas de recourir à deux moyens accessoires de grande utilité : la compression aortique et l'insufflation. La compression de l'aorte abdominale, dont nous avons déjà parlé, favorisera, par augmentation de la tension sanguine, la mise en action de l'énergie cardiaque. Quant à l'insufflation, que l'on pratique journellement dans les laboratoires, la parole autorisée entre toutes de Laborde nous en montre l'efficacité. « Le mode de respiration le plus puissant et réellement efficace, c'est celui qui est mis en œuvre dans nos laboratoires et qui, malheureusement, pour la pratique, n'en est pas sorti jusqu'à présent : l'insufflation pulmonaire par le soufflet. » (1) L'emphysème sous-pleural qui pourrait en résulter n'est pas une contre-indication à son emploi ; les animaux de laboratoires supportent sans troubles marqués de longues séances d'insufflation, et la rupture de quelques alvéoles pulmonaires n'empêche pas qu'un grand nombre de nouveau-nés doivent la vie à l'emploi du tube de Ribemont-Dessaigne.

C. *Massage trans-diaphragmatique*. — Ce procédé, utilisé pour la première fois par Poirier, nous paraît présenter de nombreux inconvénients ; le traumatisme qui en résulte est en effet fort grave : la suture du diaphragme et du péricarde doit présenter, dans les cas de survie, une sérieuse difficulté. A côté de ces inconvénients, signalons toutefois le double avantage d'arriver directement dans le péricarde sans ouvrir

---

(1) Laborde, note sur les indications et l'application pratique à l'homme de la respiration artificielle expérimentale par insufflation. Bull. Ac. de Méd., 12 juin 1891, p. 608, t. XXI.

les plèvres, et de faire plus facilement la respiration artificielle, par compression du thorax.

D. *Massage sous-diaphragmatique.* — Il est de toute évidence que la bénignité relative d'une simple laparotomie fera bien souvent préférer ce procédé aux autres, dans lesquels on n'arrive sur le cœur qu'après avoir traumatisé la paroi thoracique et les plèvres, ou bien le diaphragme et le péricarde. Bourcart, qui a étudié d'une façon très complète le massage sous-diaphragmatique, s'en montre partisan exclusif, et il est intéressant de reproduire les 3 courbes de la pression carotidienne données par les 3 procédés de massage sous-diaphragmatique, trans-diaphragmatique et direct à travers un volet thoracique.

Ainsi que le montrent ces courbes, la pression carotidienne est, dans le procédé de Bourcart, bien plus élevée et bien plus régulière que dans les autres.

Nous donnons, d'après Bourcart (*Revue médicale de la Suisse Romande*, 1903, p. 640), la technique de ce procédé :

« Le chien fixé sur la table, placé sur le dos, on administre le chloroforme jusqu'à l'arrêt complet de la respiration et des pulsations cardiaques. On procède alors à la trachéotomie ou plutôt au tubage du larynx, moins dangereux; le procédé employé par MM. Provost et Batelli pour le tubage du larynx consiste en l'emploi d'un tube de verre d'un calibre adapté à l'ouverture du larynx; ce tube est recourbé et entouré à l'extrémité laryngée d'une petite éponge qui va butter contre la glotte. On lui fait traverser un bâillon de bois troué qui, placé entre les dents de l'animal, l'empêche de briser le tube de verre. Ce tube est mis en rapport avec un tuyau de caoutchouc

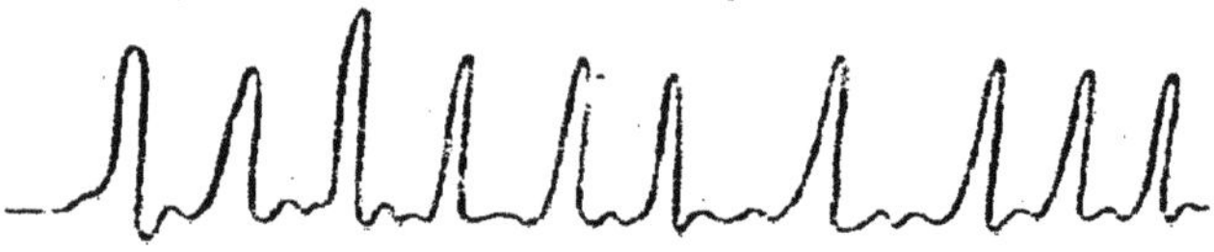

Massage sous-diaphragmatique

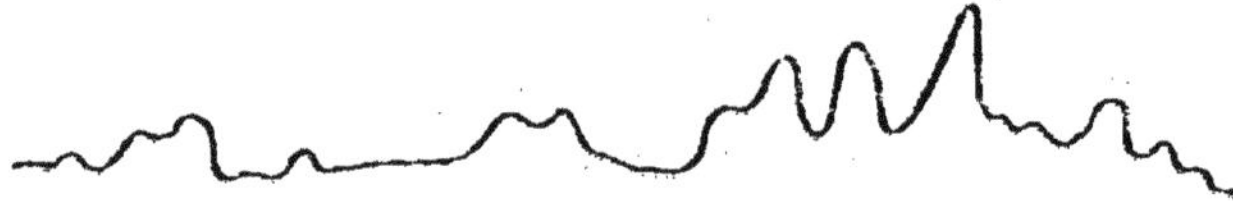

Massage trans-diaphragmatique

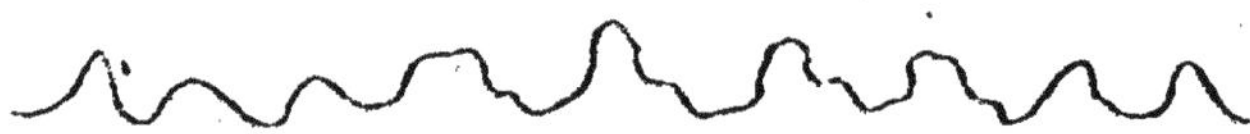

Massage après l'ouverture du thorax et du péricarde

3 tracés kymographiques montrant l'état de la tension artérielle réalisée par 3 procédés de massage du cœur (d'après Bourcart).

conduisant au soufflet nécessaire à la respiration artificielle.

» La paroi abdominale rasée et désinfectée au préalable est incisée dans la ligne blanche.

» Quand le moment de commencer l'expérience est arrivé on ouvre le péritoine et on introduit l'extrémité de la main sous le diaphragme en passant au-dessus du foie et de l'estomac ; l'animal étant complètement détaché, l'arrière-train un peu soulevé, on sent nettement les contours du cœur à travers le diaphragme.

» Le cœur droit étant en avant et le cœur gauche plutôt en arrière, les manipulations transdiaphragmatiques ne risqueront que fort peu de gêner la circulation des artères coronaires

» Ces différentes opérations ne prennent guère plus de quelques minutes, si l'opérateur a soin de confier le tubage du larynx à un aide.

» Tout étant prêt, on commence les mouvements de respiration artificielle, soit au moyen du soufflet automatique, soit au moyen d'un soufflet ordinaire ; les mouvements respiratoires doivent autant que possible se rapprocher du rythme normal de l'animal en expérimentation.

» En même temps, on exécute le massage du cœur, consistant en compressions rythmées : le cœur étant couché sur la face palmaire des doigts, l'extrémité de ceux-ci placée près de la base du cœur, on attire à soi l'organe tout en le comprimant entre les doigts et la paroi thoracique doucement et régulièrement ; à la fin du mouvement le cœur doit *presque* échapper du bout des doigts, comme le ferait par exemple un rein mobile, mais l'organe ne doit cependant pas quitter l'extrémité des doigts, et ceux-ci dans leur mouvement de compression doivent suivre la forme du cœur, par conséquent l'entourer légèrement.

» La main gauche de l'opérateur appuie du bout des doigts sur le milieu du thorax et contrôle ainsi la position de la main intérieure.

» Le cœur doit parfois être recherché assez haut vers le sternum, ce que permet facilement le relâchement du diaphragme. L'attraction légère du cœur vers le bas évitera le refoulement de cet organe contre les bronches; cela facilitera aussi la pénétration du sang dans les gros vaisseaux.

» Si le massage est bien fait, on ne doit amener aucune lésion du diaphragme, même chez les animaux jeunes et de petite taille. »

(Bourcart. De la « Réanimation » par le massage sous-diaphragmatique du cœur, en cas de mort par le chloroforme. Revue Médicale de la Suisse Romande. 1903. n° 10, p. 636).

Causes d'insuccès

Les conclusions des recherches expérimentales que nous venons d'exposer plus haut, sont que sous l'influence du massage, le cœur peut reprendre *toute son activité*, et que la résurrection de cet organe essentiel est capable d'entraîner la reviviscence des autres organes en état de mort apparente, quand il n'y a point de *lésions matérielles incompatibles* avec la vie.

L'absence de lésions de cet ordre est donc une condition *sine qua non* de succès. Mais ces lésions peuvent ne pas exister au moment où l'on commence le massage, et ne se produire que secondairement, par suite des altérations organiques.

Nous allons examiner successivement :

1° Le pneumothorax ;

2° L'insuffisance de la circulation artificielle ;

3° Les altérations organiques ;

4° Les trémulations fibrillaires.

Le pneumothorax nous paraît mal justifier les critiques violentes dont il a été l'objet. Les animaux de laboratoire le supportent relativement bien, et en outre, il peut être facilement évité chez l'homme, ainsi que nous l'avons dit en parlant du procédé de massage direct à travers un volet thoracique

L'insuffisance de la respiration artificielle mérite une place beaucoup plus importante ; nous en avons déjà parlé, et nous y reviendrons au chapitre des *Applications à la clinique*, car, si à côté des physiologistes qui publient de nombreux succès, les chirurgiens n'obtiennent que de médiocres résultats, cela tient à ce que la respiration artificielle telle qu'elle est pratiquée en clinique, est de beaucoup inférieure à l'insufflation directe pratiquée dans les laboratoires ; il est bon, du reste, de répéter ici, que le massage du cœur ne donnera de résultats appréciables, qu'autant qu'il sera combiné à la respiration artificielle.

Les altérations organiques, secondairement déterminées par l'anémie qui résulte de l'état de mort apparente, peuvent jouer exactement le rôle de lésions matérielles incompatibles avec la vie et compromettre d'une façon absolue le succès du massage.

Le système nerveux s'altère assez rapidement : toutefois les assertions de Batelli fixant à 20 minutes la durée maxima au bout de laquelle ses lésions sont irrémédiables, sont contredites par Laborde, dont les observations montrent qu'il y a une réelle différence entre les faits expérimentaux et les faits cliniques. La question est encore à l'étude.

Les voies respiratoires dont l'obstruction à la suite de la pénétration d'aliments, de sang, de pus, etc., aura causé la syncope, pourront, par leur impossibilité d'assurer l'hématose, s'opposer à tout retour à la vie.

Enfin, l'état du sang, dont la coagulation suit souvent de très près la mort par asphyxie, constituera, du fait de sa coagulation, rendant impossibles la circulation et l'hématose, une cause fatale et suffisante d'insuccès.

Le principal obstacle réside toutefois dans les TRÉMULATIONS FIBRILLAIRES. On désigne sous ce nom une sorte de tremblement du myocarde, dont les fibres paraissent se contracter d'une façon irrégulière, et indépendamment les unes des autres, s'opposant ainsi à tout rythme et créant une véritable folie cardiaque.

La cause de la production physiologique des trémulations fibrillaires est encore mal connue ; elles paraissent toutefois se rattacher à un phénomène d'excitation nerveuse, et l'ischémie qu'on leur avait attribuée comme cause paraît devoir être mise de côté, puisqu'un cœur exsangue et détaché du corps, s'arrête au bout d'un certain temps sans être entré en trémulation fibrillaire. Expérimentalement, elles sont produites — en même temps que le cœur est arrêté — par l'application d'un courant alternatif sur la région précordiale.

Un courant induit de faible intensité, appliqué le long de la branche descendante de l'artère coronaire antérieure, au niveau de l'union des deux tiers inférieurs avec le tiers supérieur (point de Kronecker et Schmey) (1), ou même une simple piqûre en ce point, donne un résultat identique.

---

(1) Kronecker et Schmey, Sitzungsberichte der Berliner Académie, 1884.

Les courants de 80 à 120 volts provoquent la trémulation du cœur : les courants de 1200 à 4000 volts ne les provoquent pas, mais arrêtent les mouvements respiratoires. Dans ce second cas, il suffit, pour conserver l'animal en expérience, dont le cœur continue à battre, de pratiquer sur lui la respiration artificielle.

La production des trémulations fibrillaires survient assez fréquemment à la place des contractions rythmées, au cours du massage du cœur. Comme on peut poser en principe qu'*un cœur qui trémule ne reprend jamais spontanément son rythme normal*, leur apparition comporte le pronostic le plus sombre.

Les divers moyens préconisés pour prevenir les trémulations fibrillaires, et basés sur la chloralisation ou l'influence de l'alimentation — ce dernier moyen à titre purement expérimental, et sans possibilité d'applications cliniques — n'ont pas donné jusqu'à ce jour de résultats concluants.

Il existe toutefois un moyen de les combattre, et c'est Batelli qui nous en donne la technique, basée sur l'action des courants électriques, action essentiellement variable suivant leur intensité :

Une électrode est placée dans le rectum, tandis qu'une autre, constituée par deux tout petits disques est appliquée directement sur chaque ventricule. On commence alors le massage, combiné avec la respiration artificielle : la pression intra-vasculaire fait pénétrer du sang oxygéné dans les coronaires et le cœur entre en trémulations fibrillaires ; c'est alors qu'on lance pendant *une ou deux secondes* un courant qui ne doit pas être inférieur à 240 volts. Ces courants sont plus faciles à localiser que les décharges électriques, et moins dangereux pour l'opérateur que les courants à haute fréquence.

Des expériences faites par d'Halluin au moyen de l'injection intravasculaire de sels de potassium font espérer de bon résultats.

Signalons enfin comme causes d'insuccès du massage du cœur l'insuffisance de la tension sanguine à laquelle on peut remédier soit par l'injection de sérum qui augmente directement cette tension, soit par l'emploi prudent du chlorhydrate d'adrénaline qui par sa vaso-contriction énergique produit le même résultat en diminuant la capacité vasculaire.

CHAPITRE III

APPLICATION A LA CLINIQUE

Ainsi que nous l'avons fait remarquer dans l'introduction, le massage du cœur nous est bien plus connu au point de vue expérimental qu'au point de vue clinique. Le petit nombre d'observations cliniques que nous possédons, la hâte avec laquelle est d'ordinaire pratiquée cette opération essentiellement d'urgence, enfin les insuccès qui en sont le résultat à peu près constant, et qui ont peut-être empêché certaines publications, tout cela contribue à laisser une certaine imprécision planer sur ce sujet.

Nous nous occuperons successivement : 1° des indications du massage du cœur ; 2° du moment auquel l'intervention doit être pratiquée ; 3° du choix des procédés et des cas spéciaux qui conviennent à chacun d'eux.

§ I. — Indications

Le massage du cœur comporte tout d'abord les mêmes indications que la respiration artificielle, et n'est en somme qu'un moyen différent d'arriver au même but, dans les mêmes circonstances : son efficacité est toutefois plus grande, et peut donner des succès là où la respiration artificielle serait absolument inefficace : je veux parler des cas où à la suite d'une hémorragie très abondante, la syncope se produit par anémie bulbaire.

Les syncopes opératoires, hémorragiques ou chloroformiques — et dans ce dernier cas, qu'elles surviennent au début ou au cours de l'anesthésie — se trouveront bien des manœuvres de massage ; elles devront être faites sur le sujet placé en position déclive, et combinées à la respiration artificielle : dans le cas d'hémorragie, on devra, en même temps, faire des injections intra-veineuses de sérum, et comprimer l'aorte abdominale.

D'après la théorie que Goltz fut le premier à formuler, la mort par hémorragie peut survenir alors qu'il reste encore dans le système circulatoire une quantité suffisante d'hématies pour entretenir la vie ; mais la faible quantité de sang conservé et la tension vasculaire presque complètement tombée, annihilent d'une façon à peu près absolue le travail du cœur ; la mort, dans ce cas, n'est pas due à la *dépréciation globulaire* subie, mais à *l'impossibilité mécanique* de la circulation. Le muscle cardiaque se contracte avec énergie, et bientôt s'arrête épuisé. C'est alors que la transfusion artificielle rend de si grands services ; sous son influence, la tension sanguine remonte, et le cœur se remet à battre. Cet heureux résultat peut toutefois ne pas être atteint : le myocarde épuisé par la lutte qu'il vient de soutenir pour essayer les effets de l'hypotension progressive, ne peut plus reprendre ses battements.

C'est à ce moment, la tension sanguine étant relevée par l'injection de sérum, qu'une excitation portée directement sur le cœur lui-même pourra avoir les résultats les plus heureux. On devra d'ailleurs employer concurremment les moyens d'usage en pareil cas ; réchauffer le malade, faire des injections hypodermiques répétées d'éther et de caféine, donner des lavements de champagne et de cognac, pratiquer la respiration artificielle et faire des inhalations d'oxygène.

Dans les cas de commotion cérébrale, si une syncope complète survient par paralysie du bulbe, on pourra recourir au massage du cœur, qui, combiné à la respiration artificielle, indiquée en pareil cas, agira utilement sinon sur les lésions mêmes du tissu nerveux, du moins sur la vaso-constriction qui produit l'anémie des centres.

Les plaies du cœur sont une bonne indication à l'emploi du massage : après avoir fait la ou les sutures nécessaires, on lutte contre la syncope — si fréquemment déterminée dans ces cas par l'abondance de l'hémorragie — par le massage direct à travers le volet déjà taillé.

Enfin, la strangulation et les autres causes qui paralysent le bulbe par accumulation dans le sang d'anhydride carbonique, pourront bénéficier de ce procédé, à la condition toutefois d'intervenir avant la coagulation du sang qui si souvent suit de bien près la mort par asphyxie.

Quoi qu'il en soit, dans tous les cas que nous citons, le massage du cœur devra être envisagé non pas comme un moyen unique de reviviscence, mais comme *un des moyens* à employer, concurremment avec les autres dont nous avons parlé au cours de ce chapitre.

§ II. — A quel moment doit-on intervenir ?

Cette question éminemment délicate se pose maintenant. Etant donné un cas où le massage du cœur est indiqué, quand devra-t-on intervenir ? En d'autres termes, doit-on tout d'abord recourir aux moyens anodins tels que respiration artificielle, injections de sérum, flagellation de la face, caféine, etc.. et ne masser le cœur qu'après en avoir constaté l'échec ?

Ou bien craignant que le temps consacré à ces manœuvres ne compromette le succès d'un massage tardivement tenté, vaut-il mieux, d'emblée, faire l'excitation directe du cœur ? Nous avons d'un côté l'inconvénient toujours considérable de traumatisme — thoracotomie, laparotomie — grâce auquel le massage sera possible : d'un autre côté la crainte, qu'en attendant le temps parfois fort long après lequel il n'y aura plus rien à espérer des moyens ordinaires, l'irritabilité du cœur n'ait complètement disparu, et ne rende inefficaces des manœuvres qui n'auront que le tort d'être trop tardives ?

Dans certains cas, évidemment, le problème est résolu ; si, au cours d'une laparotomie, une syncope survient, il est certain que, même avant tout autre moyen, le massage du cœur par le procédé sous-diaphragmatique devra être tenté ; de même le procédé direct dans le cas où le chirurgien suture une plaie du cœur à travers l'ouverture d'un volet costal, ainsi que l'a pratiqué notre maître M. le professeur agrégé Jeanbrau (Voir notre observation inédite, page 38).

Dans les cas désespérés, également on est autorisé à y recourir directement, convaincu que l'on est d'avance, de l'échec des autres méthodes.

Pour ce qui est des cas ordinaires de syncope, survenant en dehors des circonstances opératoires qui rendent son application inoffensive, le massage du cœur ne devra, croyons-nous, être appliqué qu'avec réserve, sans trop de hâte, et c'est le sens clinique de l'opérateur qui fixera, en dehors des règles précises, le moment de l'intervention.

§ III. — Choix du procédé

Nous avons assez longuement parlé, à propos de l'expérimentation, des procédés de massage du cœur. Ces mêmes procédés sont applicables à la clinique.

Le procédé externe, consistant en pressions rythmées du thorax ne représente qu'une partie des moyens employés pour la respiration artificielle : il en diffère toutefois par le nombre de compressions qui est de 12 à 15 par minute quand on veut réveiller le poumon, et qui doit être de 60 à 70 lorsqu'on s'adresse au cœur. De l'avis de Mickwicz, Sorgenfrey, d'Halluin, il est notablement insuffisant et ne convient qu'aux cas les plus bénins ; de plus, le grand diamètre thoracique étant chez l'homme transversal, on peut en conclure que la très petite efficacité de ce procédé chez les animaux de laboratoire — à thorax le plus souvent tranversalement aplati — serait encore considérablement diminuée en clinique.

L'ouverture du thorax et le massage direct ont l'inconvénient de créer un traumatisme assez grave par lui-même, et de rendre difficile, ou du moins insuffisante, la respiration artificielle, par suite de la section d'une partie de la plèvre. C'est le procédé qu'employa Tuffier, en 1898, lors du premier massage du cœur publié.

Ce mode de massage s'impose lorsqu'un volet thoracique est déjà taillé et que le cœur s'arrête au cours de l'opération ; mais à ce cas seul se réduisent les indications de ce procédé.

Le *massage transdiaphragmatique* n'est plus employé, et avec juste raison ; la laparotomie, suivie d'une incision du diaphragme et du péricarde permet, il est vrai, d'arriver directement sur le cœur en respectant les plèvres. Mais la suture offre ensuite de sérieux inconvénients qui ont fait abandonner ce procédé au profit du massage sous-diaphragmatique.

Massage sous diaphragmatique. — Les études expérimentales de Bourcart ont montré que le massage du cœur s'effectue très heureusement à travers le diaphragme interposé, si l'on a soin de placer le sujet en position déclive, les membres inférieurs fléchis sur le bassin, ce qui met le diaphragme en état de relâchement maximum : on fait sur la ligne blanche une incision de 10 à 12 centimètres, permettant l'introduction de la main, laquelle va comprimer rythmiquement le cœur en passant au dessus du foie et de l'estomac. Ce procédé a été magistralement étudié et expérimenté par Bourcart, qui, dans son laboratoire a non seulement constaté un grand nombre de succès, mais encore, a prouvé avec courbes kymographiques à l'appui que la pression artérielle est avec ce procédé plus élevée et plus régulière que les autres.

Il y a, en outre, divers avantages sur lesquels il serait superflu d'insister : les ressources actuelles de la chirurgie permettent de regarder la laparotomie aseptiquement pratiquée comme une opération sans importance, ou tout au moins sans gravité. De plus, un grand nombre d'opérations comportant une laparotomie, il suffira, pour pratiquer un massage, dans les cas de syncope opératoire, d'utiliser l'ouverture déjà faite, ou, si c'est nécessaire, de l'agrandir.

En résumé, on peut considérer le procédé sous-diaphragmatique de massage du cœur comme le procédé de choix, par son efficacité d'abord, et ensuite par la bénignité relative du traumatisme qu'il nécessite.

Y a-t-il des contre-indications à la pratique du massage du cœur ? Non, car cette intervention n'est jamais pratiquée que dans des circonstances où l'état du sujet est si grave, que rien ne saurait guère l'aggraver... Il importe seulement d'employer les procédés les moins fatigants pour le malade, ceux où l'hémorragie sera le moins abondante, et où en cas de succès la réparation du traumatisme opératoire pourra être facile et complète.

Les causes d'insuccès, qu'il a été plus facile d'étudier expérimentalement, se réduisent à trois : 1° les lésions secondaires, en particulier les embolies, dans les cas de plaies du cœur (le pneumothorax n'est que rarement un obstacle sérieux) ; 2° l'insuffisance de la respiration artificielle, à laquelle il serait bon, en clinique, de recourir comme dans les laboratoires ; 3° enfin, les trémulations fibrillaires, dont nous avons longuement parlé au chapitre des « Recherches expérimentales ».

Ces trémulations, cause si fréquente d'insuccès, ont été combattues, chez les animaux, par l'application très courte de courants de 240 volts ; les résultats obtenus par ce moyen, et les expériences de d'Halluin, encore en cours, sur l'influence de sels de potassium, permettent d'espérer que dans un avenir prochain, les trémulations fibrillaires du cœur en syncope ne viendront plus comme autrefois compromettre les heureux effets d'une intervention qui, chez l'homme a donné jusqu'ici — sauf un cas unique — plus d'encouragements que de vrais succès.

Nous croyons inutile de mentionner les diverses observations publiées avec le procédé employé et les résultats obtenus. Ces résultats paraissent du reste surtout en rapport avec l'état antérieur du sujet et le moment de l'intervention : le choix du procédé n'a eu que peu d'influence.

OBSERVATION INÉDITE

De M. le professeur-agrégé Jeanbrau

Plaie du cœur par coup de couteau. — Hémo-pneumothorax. — Thoracotomie. Syncope chloroformique. — Massage du cœur. — Survie de 16 heures.

Un chemineau de 32 ans, se donne un coup de couteau corse dans la région du cœur ; la lame pénètre de plusieurs centimètres entre deux côtes. Il perd connaissance et reçoit les soins du docteur Astruc, de Cournonterral. Grâce à des injections d'éther et de caféine, les deux premières journées se passent assez bien. La plaie a été oblitérée aseptiquement quelques instants après la blessure. Mais au bout de deux ou trois jours, le blessé, dont l'état s'est aggravé, est transporté à l'hôpital de Montpellier. Il entre dans le service de M. le professeur Tédenat que j'avais alors l'honneur de suppléer.

A l'entrée, le blessé est très pâle ; il est très gêné pour respirer ; il a 60 respirations à la minute, et son pouls bat à 140. L'auscultation du thorax révèle un hémo-thorax. Au niveau de la plaie, l'espace intercostal bombe, fortement soulevé par un épanchement : le cœur repoussé à droite bat sur la ligne médiane ; la gravité de l'état du malade m'engage à intervenir immédiatement. Le blessé a le pouls incomptable et 80 respirations à la minute. Injection de sérum artificiel.

Chloroforme. — Je taille rapidement un volet costal à charnière externe de Fontan. Par la plaie pleurale faite par le couteau, un flot de sang s'échappe, et la plèvre gauche se vide en quelques instants : il nous a semblé qu'il s'est échappé un litre et demi de sang.

A ce moment, le malade meurt : son facies est livide, son

cœur est arrêté, ses pupilles dilatées, le réflexe cornéen aboli. Etant donné l'état dans lequel il était lorsqu'on l'a porté sur la table d'opération, il n'est pas surprenant que le peu de chloroforme qu'on lui a fait respirer ait occasionné une syncope. Dès que je me suis aperçu que le blessé ne respire plus, je prends le cœur à pleine main et je le comprime rythmiquement. Je sens très nettement que le cœur est flasque et vide et qu'il reste inerte dans ma main droite. Au bout d'une demi-minute environ de massage le cœur se remet à battre. Je fais faire en même temps la respiration artificielle et des tractions de la langue. Mais chaque fois que je cesse de masser le cœur, celui-ci s'arrête.

Je continue donc pendant quelques minutes au bout desquelles j'ai le plaisir de voir mon blessé revenir à la vie : il respire largement, son cœur bat vigoureusement, les pupilles se contractent. J'explore alors la région et j'aperçois sur le péricarde une plaie linéaire de 3 centimètres environ de longueur au niveau du ventricule gauche. Cette plaie paraît fermée et ne laisse pas filtrer de sang. De plus le péricarde ne paraît pas distendu et ne semble pas contenir de sang. Pensant que la plaie du cœur s'est spontanément cicatrisée et que les accidents présentés par le malade étaient dus à l'hémothorax, je me borne à drainer la plèvre largement avec de gros drains et je suture le volet thoracique avec quelques crins de Florence. Pansement compressif.

Pendant toute la durée de l'opération on a injecté du sérum artificiel (environ un litre).

Suites opératoires (d'après les notes de M. Roucairol, externe du service). — Après l'opération, vers midi et demi, le pansement du malade étant rempli de sang, qui a souillé en même temps le lit, on croit à une hémorragie et on défait le pansement ; le sang ne coule plus par les drains. Nouveau pansement assez compressif, rapidement fait. A ce moment, la dyspnée est aussi intense qu'avant l'opération. Injection de strychnine. Bouillotes.

A 3 heures on pratique une injection de sérum artificiel caféiné de 800 grammes environ, le pouls devient assez fort mais rapide et irrégulier (130).

A 6 heures et demie le pouls du malade est très faible, avec des intermittences, ses mains sont froides, son corps en moiteur, on lui fait une injection de strychnine, puis on lui injecte environ 700 grammes de sérum artificiel : pendant ce temps, comme le malade se refroidit et que son pouls est faible on lui fait un piqûre de caféine : vers 7 heures et quart après une injection de strychnine le malade se relève et son pouls reprend de la force : il est rapide. Le malade ne sue plus.

A dix heures et demie le pouls du malade est assez fort à la main droite, on le sent peu à la main gauche qui est froide. La dyspnée est toujours moins marquée qu'avant l'intervention. Le facies est très mauvais, terreux, l'écume aux lèvres, les yeux convulsés, il est sans connaissance. On lui fait une injection de 500 grammes de sérum artificiel dans lequel on met de la strychnine.

Après la mort du malade, à 2 heures, on constate que le pansement est à peine taché de sang.

A l'autopsie, liquide séro-purulent de la plèvre gauche. Toute la plèvre gauche et le péricarde sont recouverts de dépôts fibrineux très épais.

Le péricarde paraît tendu normalement. Sur la paroi antérieure du ventricule gauche ecchymose ayant les dimensions d'une pièce de 5 francs. On ouvre le péricarde sur son bord droit pour rabattre en dehors toute sa paroi antérieure. Le cœur et la face interne du péricarde pariétal sont tapissés de caillots fibrineux.

Au niveau de l'ecchymose le péricarde est adhérent au

cœur. Il est nécessaire pour les séparer d'exercer une traction assez forte.

Dans la zone du cœur correspondant au centre de l'ecchymose péricardique on voit nettement une petite plaie à sinus ouvert en bas de 1 centimètre et demi de longueur avec des bords effacés et adhérents. Pas d'ecchymoses sur le cœur.

On coupe transversalement la pointe du cœur.

On introduit un couteau d'amputation dans le ventricule gauche et on l'ouvre. On aperçoit alors nettement sur la face interne du ventricule gauche au niveau d'un pilier une dépression comblée par un petit caillot entouré de dépôts fibrineux adhérents. En exerçant des tractions sur les parois du ventricule gauche on reconnait qu'il s'agit d'une plaie pénétrante de ce ventricule qui s'est oblitérée spontanément et solidement.

CONCLUSIONS

1° Le massage du cœur a donné des résultats expérimentaux très satisfaisants : l'étude remarquable de d'Halluin en a fourni la preuve.

2° C'est Niehaus qui en 1889 a eu le premier l'idée de l'appliquer à l'homme en état de syncope chloroformique, mais ce cas ne fut point publié, et la première communication est celle de Tuffier en 1898.

3° Les insuccès sont malheureusement la règle à peu près absolue, puisque le seul succès connu est celui de Starling.

4° Le cas inédit de M. Jeanbrau est un succès partiel : le blessé était épuisé par une abondante hémorragie intrathoracique, et présentait une lésion du cœur qui troublait son fonctionnement.

5° Les indications du massage du cœur sont les mêmes que celles de la respiration artificielle ; mais il ne doit être employé que comme suprême ressource, sauf dans le cas où l'ouverture est déjà faite — du fait de l'opération en cours —

pour l'introduction de la main. En dehors de ces cas, on donnera la préférence au procédé sous-diaphragmatique.

6° Le massage du cœur doit être associé aux autres manœuvres déjà connues facilitant la circulation et la respiration : respiration artificielle, position déclive, injection de sérum artificiel, compression de l'aorte abdominale, insufflation directe, injections hypodermiques de stimulants.

BIBLIOGRAPHIE

ARNAUD (H.). — Expériences pour décider si le cœur et les centres respiratoires ayant cessé d'agir sont irrévocablement morts. Arch. de physiol. 1891.

ARABIAN (HAROUTUNE). — Thèse Genève, 1903. Contribution à l'étude du massage du cœur dans la mort par le chloroforme.

BATELLI. — Restauration des fonctions du cœur après l'anémie complète. C. R. de l'Acad. des sciences. 19 mars 1900.

— Le rétablissement des fonctions du cœur et du système nerveux central après l'anémie totale. Journal de physiol. et de pathol. générale. 1900. Revue médicale de la Suisse romande. 1901, p. 127.

— La mort par les courants de bobines d'induction. Journal de physiol. et de pathol. générale, 1902, p. 12.

BOURCART. — De la réanimation par le massage sous-diaphragmatique. Revue médicale de la Suisse romande, 1903, p. 636. La Clinique de Bruxelles. t. XVII, p. 582, 1903. Tribune méd. 1904.

BAZY. — Bull. et mém. soc. de Chir. Paris, 1898. p. 639.

BERTIN (EMILE). — Article « Mort » Dictionnaire encyclopédique des sciences méd. de Dechambre.

BOUREAU (MAURICE). — Le massage du cœur mis à nu. Revue de chir. 1902. t. II, p. 526.

CYON. — Myogen oder Neurogen. LXXXVIII, p. 225-295. Arch. für die Ges.-Physiol.

— Résurrection de certaines fonctions cérébrales à l'aide d'une circulation artificielle de sang à travers les vaisseaux crâniens. C. R. Soc. de biologie. 1900, p. 372.

DELEZENNE. — Action vaso-dilatatrice de la strychnine. Arch. de physiol. 1894, p. 839.

— Cours de physiologie à la Faculté de médecine de Montpellier, année scolaire 1899-1900.

D'HALLUIN. — Thèse de Lille, 1904. La presse médicale. Divers. 1904-1905. Journal des sciences méd. de Lille. 1904, N° 33, juin 1905, etc., etc.

LE FORT (RENÉ). — Echo médical du Nord. Févr. 1904.

HERTZEN. — A propos des observations de M. Laborde sur la tête d'un supplicié. Revue méd. de la Suisse romande. 1885, p. 467.

HÉDON et ARROUS. — Arch. internat. de pharmacodyn. Vol. IV, 1899.

HÉDON et GILIS. — Sur la reprise des batt. du cœur après arrêt complet, sous l'influence d'une injection de sang dans les artères coronaires. C. R. Soc. de biol. 1892, p. 760.

KRONECKER. — Ueber coordination des Herzkammerschlages. Zeits für Biologie. XXXIV, p. 529

KRONECKER et SCHMEY. — Sitzunberichte der Berliner Académie. 1884.

KRONECKER et STIRLING. — Festgabe für Carl Ludwig. 1875.

LABORDE. — Notes sur les indications et l'application pratique à l'homme de la respiration artificielle expérimentale par insufflation. Bull. Acad. de méd. 12 juin 1894, p. 608. t XXXI.

LANGENDORF (O.). — Ueber rythmische Thätigkeit der Herzspitze. Breslauer aerztl. Zeitschrift, 1883.

PRÉVOST et BATELLI. — La mort par les courants électriques ; courants alternatifs à haute tension ; courants alternatifs à bas voltage. Journal de physiol. et de pathol. générale. 1899 p. 399-423.

PRÉVOST. — Contribution à l'étude des trémulations fibrillaires du cœur électrisé. Revue méd. de la Suisse romande, 20 nov. 1895, p 545.

SPRENGEL. — Histoire de la médecine, t. IV, p. 135.

TERRIER et RAYMOND. — De la cardioraphie. Presse méd., 1902. 22 octobre, p. 1011.

TUFFIER et HALLION. De la compression rythmée du cœur dans la syncope cardiaque par embolie. C. R. Soc. de chirurgie, 2 nov. 1898.

ZESAS. — Centralblatt für Chirurg. N° 22, 1903.

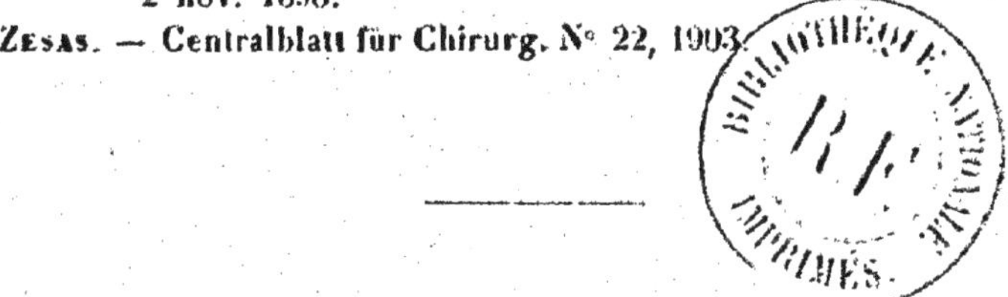

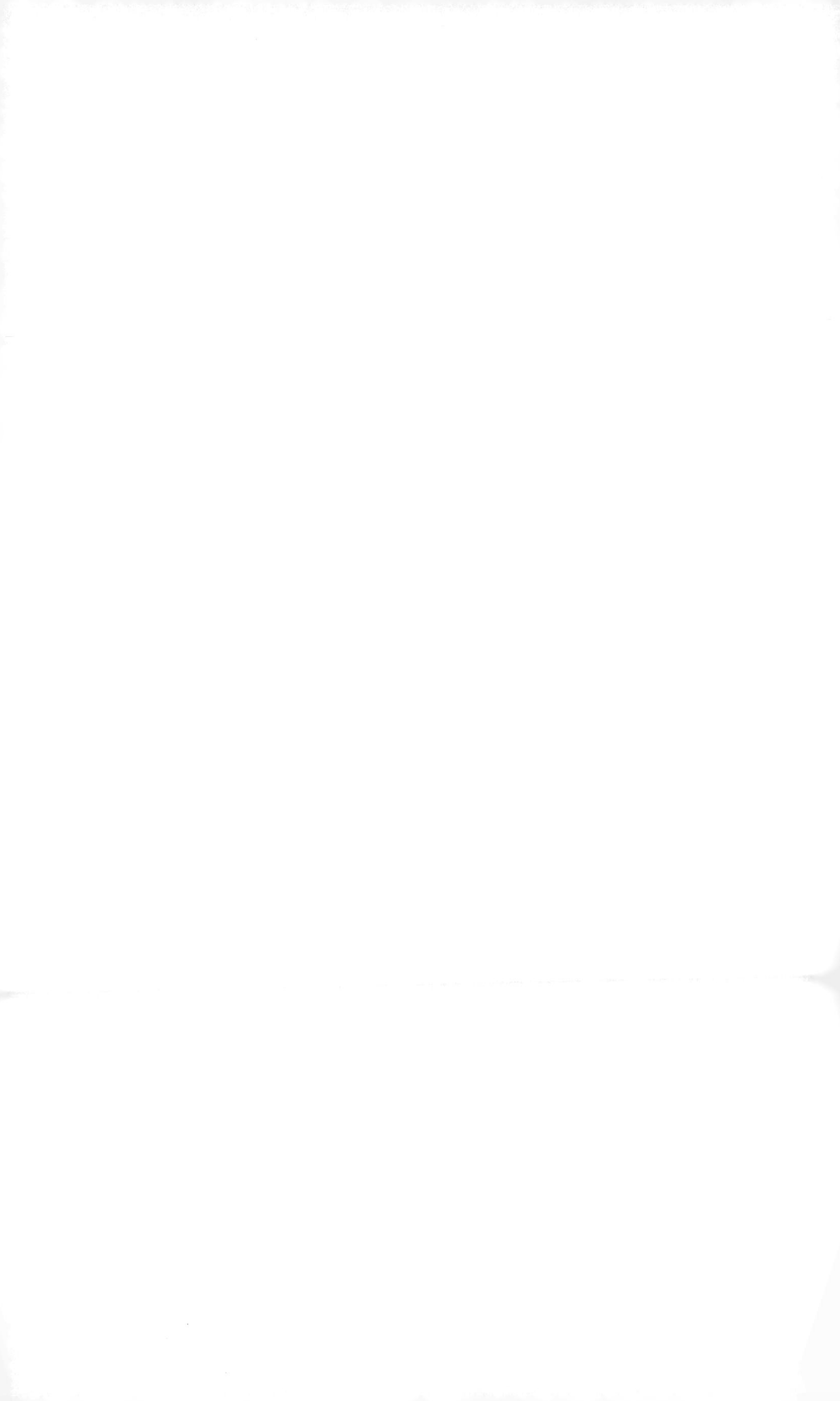

www.ingramcontent.com/pod-product-compliance
Ingram Content Group UK Ltd.
Pitfield, Milton Keynes, MK11 3LW, UK
UKHW012113240726
13965UKWH00004B/1734